AF467641

APERÇUS CRITIQUES

DE

MÉDECINE

CONTEMPORAINE

PAR

UN ANCIEN PRATICIEN.

DEUXIÈME ÉDITION

PARIS

BRAY & RETAUX, LIBRAIRES-ÉDITEURS

82, RUE BONAPARTE

1883

APERÇUS CRITIQUES

DE

MÉDECINE

CONTEMPORAINE

PAR

UN ANCIEN PRATICIEN.

DEUXIÈME EDITION

PARIS
BRAY & RETAUX, LIBRAIRES-ÉDITEURS
82, RUE BONAPARTE

1883

Lire lentement, avec attention et relire ces pages qui renferment des volumes.

APERÇUS CRITIQUES

DE

MÉDECINE

CONTEMPORAINE

Depuis un demi-siècle la médecine s'est enrichie de médicaments nombreux, et la pharmacie perfectionnée les présente sous une forme très commode, souvent agréable, si bien qu'on croirait voir le domaine de la maladie se rétrécir de plus en plus et céder sur toute la ligne — illusion d'optique qu'il est trop utile de dissiper. Nous le ferons simplement, sans parti pris de critique, dans l'intérêt des médecins et de leurs clients. Oui, l'on ne guérit guère mieux qu'autrefois, et cela tient à quelques théories erronées et habitudes irréfléchies, généralement admises dans les écoles, qui annihilent en partie le bien que la médecine pourrait opérer. Nous nous proposons d'indiquer ici les lacunes et erreurs que les praticiens pourront facilement apprécier et éviter, au grand avantage du public.

Vers le commencement du siècle, on s'était imaginé que les trois quarts des maladies provenaient d'un sang trop chaud, trop vital, trop fibrineux, et l'on saignait et l'on *sangradait* uniformément, en France au moins. Décimés par la guillotine, les guerres de la république et de l'empire, on nous achevait par la lancette et les sangsues. On ne trouverait peut-être pas dans une liasse d'ordonnances de cette époque, on n'en trouverait peut-être pas une, où l'on prescrivît un fortifiant au malade, si ce n'est dans celles du papa Rostan, dont nous suivions les cours dans le petit hôpital situé vis-à-vis de l'Ecole de médecine. Ce bon docteur avait vu mourir comme des mouches en 1815 les malades des armées alliées, soumis au traitement antiphlogistique, et les effets merveilleux des petits verres d'eau-de-vie qu'on se décida enfin à leur distribuer. Les étudiants, furieux des critiques de ce professeur contre le système en vogue, faillirent l'assiéger dans son petit hôpital avec deux canons qu'ils avaient réussi à traîner jusque-là. C'était une rage; mais le vent finit par tourner et à souffler en sens inverse.

Tout aujourd'hui est aux **toniques**, Tous les clients ont besoin d'être fortifiés. En thérapeutique, c'est la note dominante, pour ne pas dire exclusive. Pancartes, prospectus, annonces, tout est aux fortifiants. Vin vieux, vin de quinquina, peptones, marmelades de viandes et les ferrugineux *for ever*. C'est une inondation, un entraînement universel. Dans une liasse d'ordonnances actuelles on n'en trouverait peut-être pas une qui ne soit bourrée de ces toniques. Evidemment fortifier les tempéraments est chose louable. On les affaiblissait assez jadis pour chercher à présent à les réconforter.

Et d'abord, peut-on dire qu'il existe des toniques ? Oui, évidemment, si l'on se borne à dire : il y a des substances qui donnent des forces ; mais, mettre cette étiquette sur une substance déterminée, prétendre qu'elle est essentiellement tonique, que c'est sa propriété intrinsèque, voilà l'erreur, erreur extrêmement dangereuse qui a fait tomber les clients de Charybde en Scylla. Seulement, au lieu de trépasser en peu de jours, comme il arrivait souvent avec le régime des émissions sanguines appliqué aux fièvres typhoïdes, éruptives, et aux refroidissements, on traîne une vie languissante pleine de misères.

En fait de tonique, tout est relatif. Voilà ce bœuf superbe qui va vous fournir des beefteaks succulents; d'où vient sa force ? de la paille et du foin. Nourrissez-le de pain et abreuvez-le de bon vin, la pauvre bête amaigrie ne pourra plus se tenir sur ses jambes. Et ce cheval élégant, nourrissez-le de froment, et vous m'en donnerez des nouvelles. Chez l'homme nous avons souvent rétabli les forces en remplaçant les viandes par les légumes, le vin par l'eau pure, surtout chez les jeunes gens. Le vin est le lait des vieillards, le lait est le vin des enfants. Le tonique c'est ce qui convient à l'âge, au tempérament, à la constitution, à l'état maladif de la personne. Ce qui fortifie l'un peut affaiblir l'autre. Mais la médecine n'a pas du tout pris cela en considération. Elle a ses toniques attitrés, étiquetés, et les distribue à tout venant. Vous êtes malade, vous êtes faible, donc il faut vous fortifier. Mais cela n'est pas si sûr que cela en a l'air. En réalité ce qui fortifiera le malade, c'est ce qui le guérira. Le tonique, c'est ce qui guérit, et non telle substance qualifiée de cette épithète. Toutes les fois que se présente une personne désespérée, surtout une jeune fille ballottée de docteur en docteur, on peut lui dire tout d'abord : Vous avez pris du fer ? — Oui, Monsieur. — Du vin de quinquina ? — Oui, Monsieur. — On vous a mise aux viandes rôties et aux vins vieux ? — Oui, Monsieur. — Eh bien, dites-lui : Laissez tout cela, revenez me voir dans deux ou trois mois. On revient toujours moins malade, souvent guéri. Mais, dira-t-on, le fer a des succès incontestables ; oui certainement, chez les personnes blondes, lymphatiques — de celles-là on ne m'en adressait pas. Chez les châtains, il peut être utile ; pour les personnes brunes, sèches et nerveuses, c'est un poison. Chez elles on ne réussit jamais qu'à aggraver leur état. L'anémie est la conséquence d'un défaut de proportions dans les éléments du sang ; or chez les bruns le fer domine. Ce qu'il faudrait, ce serait de se rendre compte de l'élément déficient et tâcher de le faire absorber, au lieu de ferruginer sur toute la ligne. En attendant qu'on trouve cet élément déficient chez les anémiques qui ne peuvent supporter le fer, il faut s'efforcer de les faire manger. Presque tous souffrent de la faim et manquent d'appétit. Il y a chez eux une véritable névrose des nerfs gastriques, qui cédera presque toujours à une alimentation suffisante, mais le difficile est de la leur faire accepter ; ils ont vraiment faim, mais l'appétit leur manque. La première condition à remplir pour guérir la chlorose et l'anémie des personnes brunes, c'est de les forcer à manger beaucoup, sans insister sur les viandes et le vin. Ensuite il faut s'adresser aux médicaments suivants : phosphure de zinc, fève de Saint-Ignace, manganèse, malt, enfin lithine entre les repas.

Les préparations ferrugineuses font merveille chez les personnes blondes et dissipent promptement leur anémie et chlorose quelqu'anciennes qu'elles soient, à moins qu'il n'y ait lésion organique; chez les lymphatiques il faut un peu plus de temps; chez les scrofuleux un peu plus encore; mais toujours elles en viennent à bout surtout si l'on associe au fer l'huile de foie de morue et le borate de soude bien pur mélangé à la viande.

Passons au quinquina.

Le **vin de quinquina** (le rouge), ce tonique-là est dans une gamelle. Chacun y puise à profusion indistinctement; surtout les malades des providences, des sociétés de secours mutuels, des dispensaires. C'est si commode ! il n'est pas besoin d'un diagnostic précis : on y va à la grosse. Vous êtes malade, vous êtes faible ; il faut vous fortifier : v'lan ! du vin de quinquina. Il y a des gens qui ont gagné et qui gagnent des centaines de mille francs à vendre cette drogue.

Et cependant des observateurs de mérite (Ossian Henry, Soubeiran et Guibourg) ont démontré que la matière colorante des vins rouges précipite les alcoolides du quinquina, pour former avec l'extractif une sorte de laque insoluble réfractaire au suc gastrique. Le vin y perd ses qualités et le quinquina les siennes. Cette drogue, qui ne sert à rien, est devenue la grande panacée moderne ! Quoiqu'elle n'ait pas les inconvénients des préparations ferrugineuses chez les personnes brunes, cependant, elle ne laisse pas que de fatiguer chez celles-ci les voies digestives. Les blonds peuvent avaler cela à peu près sans inconvénient, mais aussi sans avantages aucuns. Pour que le quinquina cède son extrait, ses principes actifs, il faut qu'il soit macéré dans du vin blanc bien sucré, très alcoolique, du bon vin d'Espagne. De celui-là, il peut y en avoir dans le commerce ; mais ce n'est pas celui qui inonde la clientèle médicale. Soit, dira-t-on, le vin rouge de quinquina est une préparation défectueuse, mais il n'en est pas moins vrai que le quinquina est un tonique par excellence. Oui, il est fortifiant, là où il est indiqué ; là seulement, et pas d'une manière générale. Quand la faiblesse viendra d'une cause où le quinquina n'a rien à voir, il sera tout à fait inefficace. Or, on le prescrit dans les quatre-vingt-dix-neuf centièmes des cas, et quatre-vingt-dix fois sur cent il affaiblira par irritation, ce dont on se convaincra facilement par une expérimentation dépourvue de préjugés. Le quinquina, comme la quinine, n'est indiqué que dans les fièvres paludéennes, certaines myélites, la leucocythémie, et toutes les fois qu'un mal quelconque offre un caractère d'intermittence (à l'exception des fièvres quartes avec absence de sueurs). A propos de quinine, nous devons signaler une pratique nuisible de la médecine, celle d'administrer ce médicament entre les repas, l'estomac à vide ; d'où résultent une irritation plus ou moins vive de celui-ci et la mauvaise réputation de celui-là. Ah ! docteur, pas de quinine, s'il vous plaît ! elle m'a trop irrité l'estomac ! — On doit répondre à ces timorés : —Prenez-la, mais seulement sur le repas. Avec cette simple précaution, vous ne la sentirez pas passer. — Une autre lacune de la médecine, c'est de ne pas administrer la quinine à doses suffisantes, et après le second retour d'un mal quelconque apparu et disparu d'une manière nette, d'où cette quantité de morts subites sans symptômes d'apoplexie qui proviennent d'un accès pernicieux, et qu'on met au compte de ruptures d'anévrismes, ruptures qui n'existent pas alors une fois sur mille.

Pour être un bon médecin, capable de repousser la mort autant que possible, il est absolument nécessaire à notre époque de savoir manier la **quinine**. C'est ce que presque personne ne sait faire, que nous sachions. On administre bien la quinine dans les fièvres intermittentes et paludéennes caractérisées. Mais encore cela laisse à désirer. On ne la donne généralement pas à doses suffisantes. On s'en tient à 25 ou 30 centigrammes une fois prescrits, tandis qu'entre chacun des accès il faut administrer, suivant les cas, de 50 centigrammes à 2 grammes. Ensuite on a la funeste habitude de la faire avaler entre les repas. Cependant, quoi qu'il en soit, pour la fièvre d'accès ça ne va pas encore trop mal. Mais on gaspille cette précieuse substance, dont le prix deviendra bientôt inabordable, en la prescrivant à tout propos, d'une manière banale, dans la plupart des fièvres continues où elle n'a rien à voir. Il y a des praticiens qui en saupoudrent presque toutes leurs ordonnances, mêlée ou non à l'extrait du quina. C'est un gaspillage qui fait de la peine, quand on pense aux cas nombreux qui réclament impérieusement cette drogue dont la cherté va croissant.

Le médecin qui cherche à repousser la mort sur toute la ligne — et quel est celui qui ne désire vivement remplir ce vaillant office? — ne doit jamais oublier la quinine. Toutes les fois qu'un mal quelconque — notons bien *quelconque* — aura paru pour cesser tout à fait et reparaîtra à la même époque de la journée, il faudra, avant le troisième retour, administrer le remède, sans se laisser détourner par aucune autre complication. Un simple mal de cœur, une mauvaise mine, cela suffit. Nous avons vu des angines, des fluxions de poitrine, des rhumatismes, même de simples suites de chutes, fractures et entorses, amener la mort subite après la troisième aggravation des malaises. Le sondage dans les maladies de vessie amène très souvent des accès dangereux que notre drogue héroïque dissipe facilement. Nous pourrions aligner de nombreuses observations, si nous n'avions voulu insérer nos remarques dans le cadre restreint d'une petite brochure qu'on puisse lire.

L'année passée, la mortalité fut grande par fluxions de poitrine et pleurésies dont la terminaison subite et inattendue impressionnait douloureusement. On allait mieux, le médecin donnait bon espoir. Tout d'un coup le mal empirait et le malade rendait le dernier soupir au moment même où l'on se livrait à l'espérance. Nous étions navrés, sachant qa'avec de la quinine bien administrée on aurait sauvé presque tout ce monde. — Mais c'est vraiment d'une outrecuidance rare, prétendre savoir ce qu'ignore la masse de praticiens aussi bons observateurs que vous ! — Ah voilà ! Nous avons eu la chance au début de notre carrière d'être témoin d'un accident qui nous ouvrit les yeux et nous *aiguilla* sur la bonne voie. Voici le fait : Etant allé visiter un de nos fermiers, nous le trouvâmes assis dans sa chambre, convalescent d'une fluxion de poitrine datant d'une huitaine. Il avait été d'abord très souffrant, puis beaucoup mieux. Le jour précédent, le mal avait repris, mais depuis le matin il se trouvait si bien qu'il ne doutait pas d'entrer en convalescence et avait commandé une grosse soupe. Le pauvre homme, il ne devait pas goûter à cette soupe. Une heure après, en rentrant au logis, nous apprenions qu'il venait de mourir. Ce nous fut un trait de lumière, lugubre éclair, par un temps sombre, montrant un précipice. Oui, ce vieux serviteur, ce père de famille venait d'être enlevé par un accès pernicieux. Avec une dose de quinine je l'arrêtais sur le passage redoutable qui mène du temps à l'éternité. Depuis lors, on nous a signalé quantité de cas de ce genre. Depuis lors aussi, pas un de nos clients n'a été enlevé ainsi par surprise. La mort a reculé. Elle a été repoussée autant qu'elle peut l'être ici-bas, et ceux que nous n'avons pu lui arracher sont partis bien préparés, ayant mis ordre à toutes leurs affaires. Seulement cela donne peu de réputation, quand la quinine, bien appliquée, fait son office. Les gens disent : voilà un médecin qui s'est joliment mis le doigt dans l'œil ! Il a fait de ce cas un état excessif, le proclamant des plus graves et son malade, qui était déjà guéri, continue à bien aller. Nous disons des autres, pauvres gens avec trois francs de quinine, ils seraient encore tous de ce monde.

Si vous prenez une bande blanche vers une extrémité et rouge vif vers l'autre, de façon que le blanc devenant rosé cède la place au rouge par nuances insensibles, vous avez l'image de l'administration convenable du **lait** et du **vin**, suivant le cours de l'existence. Rien que du lait au début, du vin pur au déclin. Eh bien, aujourd'hui, de par la docte Faculté, on donne du vin aux enfants. On voit des bébés pâlots, dont on augmente la pâleur par de bonnes gouttes, et de gros rougeauds qui en absorbent pour devenir plus vigoureux. Si ces pauvres petits s'en tirent, ils ne seront jamais équilibrés et traîneront une existence misérable. Les bien constitués finiront par prendre le dessus, mais c'est l'exception. Le vin pour l'enfant peut être quelquefois un remède héroïque, mais jamais un aliment tonique. Le jeune homme doit en user très sobrement, ainsi que l'adulte qui fait peu d'exercice.

On est aussi tout à la **viande**. Les légumes sont méprisés. Comment se fait-il que depuis ce régime de vin et de viande qui dure depuis déjà longtemps, on ait tant besoin de fer, de quinquina, et qu'on ne parle que d'**anémies**? C'est que, précisément par l'alimentation très animalisée, on détruit l'équilibre des humeurs et affaiblit l'organisme. Le sang trop fibrineux permet aux moindres influences morbides d'amener des inflammations tenaces, et l'on devient extrêmement impressionnable. C'est surtout chez les enfants que le régime animal est fâcheux. Et la plupart des jeunes gens dans les écoles de hautes études spéciales, où ce régime domine, sont sujets aux échauffements, furoncles et irritations d'entrailles. On a voulu les *entraîner* pour leur faire gravir vigoureusement la rampe des examens, et l'on n'a fait que rendre cet effort plus difficile.

Que dirons-nous des **viandes crues**? Celles-là sont une mine de vers intestinaux.

Il n'y a pas en médecine de toniques spéciaux. Il y a des malades qu'on guérit et fortifie avec de l'eau pure, avec du lait, avec du vin, avec du café, avec ce qui leur convient, même avec la diète. Ce n'est que chez les gens bien portants et faisant de l'exercice, que le vin et la viande peuvent être considérés comme de vrais fortifiants.

Une nourriture ordinaire, composée de farineux, viandes et légumes, mais de vrais légumes qu'on puisse reconnaître à la vue, au goût et pris à large dose, voilà où il faudra toujours en venir, malgré toutes les théories scientifiques sur la quantité d'azote requise. Voilà où il faudra toujours en venir pour se bien porter.

Les **acides** et les **alcalis** dans l'hygiène jouent un très grand rôle, dont la médecine se doute à peine. En général, les bruns se trouvent bien des alcalis, les blonds et les enfants des acides. Si l'on n'écoute que le goût, l'agrément, les habitudes, on altère profondément les santés. Les bruns faisant usage de fruits acides quoique très mûrs et très sucrés, deviendront sujets à la constipation, aux irritations chroniques gastro-intestinales, tandis que les blonds buvant des eaux trop calcaires, comme il y en a tant, seront exposés à la leucocythémie, la chlorose et les engorgements hydropiques. Les bruns conserveront leur chevelure avec une pommade lithinée et leurs dents en parfait état avec une poudre composée de sèche et de lithine. Le tartre disparaîtra comme par enchantement avec ses conséquences fâcheuses. L'acide acétique du *vinaigre de bon vin*, chose singulière! convient à tout le monde, même à ceux qui ne peuvent supporter la plus petite quantité d'acides végétaux, maliques, citriques et autres. En dehors du tempérament, il y a aussi les idiosyncrasies. L'expérience ne nous a pas encore permis de signaler les cas exceptionnels, ni tous les résultats de l'emploi convenable des acides et alcalis; mais elle nous permet d'indiquer là aux hygiénistes un vaste domaine pas assez exploité.

On ne saurait croire tout le bénéfice que l'art de guérir retirerait du **choix des aliments.** Nous avons touché ce sujet à propos des toniques, mais il y a beaucoup à dire là-dessus.

Le lait se digère bien chez certains; chez d'autres c'est un irritant et il faut s'en garder, malgré qu'on en soit friand. Pour les premiers ce peut être un remède de grande valeur. La médecine le leur prescrit avantageusement dans l'ulcère d'estomac et certaines hydropisies. On doit mettre cela à son actif, mais elle ignore qu'il faut le prescrire aux goutteux. La bière (la vraie bonne bière) est presque toujours indiquée chez ceux que le vin fatigue. Quantité de gastroses cèdent à son emploi. Et l'eau! l'eau simple! l'**eau pure**! quel bien on ferait souvent en la mettant à la place des tisanes, infusions, décoctions, même en la prescrivant comme boisson habituelle!

Dans un hôpital d'une de nos grandes villes, nouvellement confié à des Sœurs (mais, qu'allons-nous dire!), le disons-nous, ou ne le disons-nous pas? Bah! un grief de plus ou de moins contre ces infirmières qu'on est en train de chasser vigoureusement, ça ne peut tirer à conséquence. Voici ce fait typique à propos d'eau pure. Un pauvre diable gisait sur un lit, brûlé par la fièvre et gémissant fort. Sur la planchette figuraient force flacons brunâtres, rougeâtres, probablement du vin de quina, attendu que le malade était très faible. Une sœur apparaît : « Ma Sœur, à boire! — Mais, mon ami, vous avez vos tisanes. — Ma Sœur, ça me brûle et ne me désaltère pas. Je voudrais boire de l'eau à ma soif. — — Mais, mon ami, vous avez de l'eau;

on ne vous la refuse pas! — Si bien, je suis rationné et je n'en ai plus. » Sur ce, conciliabule des Sœurs : Le malade a ses potions; il doit s'y tenir, qu'allons-nous faire? Enfin on se décide à lui octroyer un demi-litre d'eau, et puis un second et puis un troisième. Si bien que le malade, rafraîchi et guéri, dormit d'un bon somme, et que le lendemain, à la visite, le médecin, émerveillé de l'effet de ses drogues, fit là-dessus une petite clinique enthousiaste. Et le contenu des flacons, qu'était-il devenu? Ah! voilà que vous m'en demandez trop; si je disais ce que j'en pense, ce serait un vrai scandale; mais les Sœurs n'y furent pour rien!...

Maintenant il faut bien dire que le plus souvent c'est le contraire qui arrive dans la pratique privée. Généralement on force les malades à boire malgré eux. Il suffit d'être au lit pour que l'entourage vous fasse avaler des infusions. Cet abreuvement forcé n'est pas sans inconvénient. Un autre tort c'est de faire toujours boire chaud. Il faut en cela écouter l'instinct des patients et savoir que l'eau fraîche, prise par gorgée, de distance en distance même dans les suites de refroidisssement, est souvent très salutaire, qu'ainsi donnée, elle porte à la peau, favorise la moiteur et calme la fièvre.

D'ordinaire aussi, on couvre trop les malades et sans consulter leurs sensations. Nous en avons vu périr par le seul fait de la chaleur intense accumulée sous les couvertures et les édredons, maintenus malgré leurs plaintes. Ces malades, comme les petits de l'ours, ont été tués par des soins extrêmes. Et c'est bien trop le contraire des bains froids qui sont à l'ordre du jour.

Si la médecine s'appliquait à ces études modestes et pratiques, si elle savait prescrire à propos l'eau, le lait, la bière et le vin, et si les producteurs-fournisseurs s'y prêtaient, combien la santé publique y gagnerait! Les trois quarts des constipations cèdent à l'usage des lentilles; des gastroses invétérées, qui ne permettent pas l'ingestion d'une bouchée de pain, cèdent en quelques jours à l'emploi des crêpes et autres pâtes sans levain. L'usage du melon vient facilement à bout des gastro-entérites chroniques, qui ont promené le malade de docteur en docteur. Le poivre peut dissiper radicalement d'anciennes gastroses. Avec les oranges on mène souvent l'époque critique des femmes à bonne fin, et rien ne peut les remplacer. Le bouillon de scorsonère est quelquefois plus tonique que le consommé de viande. Le son, la décoction de son chez les enfants fera pousser les dents, réconfortera les os, dissipera le carreau; avec l'avoine on guérira des anémies rebelles au fer. Et les fraises, les cerises, les raisins! l'on peut faire avec eux des cures splendides.

Les trois quarts de l'art de guérir résident dans l'emploi sagace des aliments.

Les trois espèces de dents dont la bouche de l'homme est dotée, indiquent assez qu'il est fait pour se nourrir surtout de végétaux. La quantité de viande ne doit prédominer que dans des cas pathologiques exceptionnels. Si l'on en fait une prescription générale d'après des idées préconçues et de prétendues notions scientifiques sur la quantité d'azote à absorber, on détruit l'équilibre des humeurs et l'on prépare une génération faisant suite à celle que nous a donnée le système des émissions sanguines.

Une autre défectuosité de l'art de guérir, c'est de ne pas préciser d'une manière nette les propriétés des médicaments (la **spécialisation** laisse à désirer) et de trop ignorer que chacun d'eux jouit de propriétés spéciales qu'un autre ne peut qu'imparfaitement remplacer.

Aussi lisez les prospectus ; leur recommandé guérit de tous les maux *et quibusdam aliis*. Un temps en vogue et puis dans l'oubli ; on ne sait à quoi s'en tenir sur sa valeur réelle. Pour ne pas sortir de notre époque, nous citerons comme exemple l'arsenic, l'arnica et l'aconit.

L'**arsenic** ! presque personne n'aurait osé l'administrer il y a cinquante ans. C'était un si violent poison ! A ce propos disons un mot des poisons au point de vue médical.

Si la médecine avait connu plus tôt ce que nous allons indiquer, elle ne serait pas restée si longtemps dans la disette de remèdes.

Les substances que nous avalons n'ont que trois manières de se comporter : ou bien elles passent comme elles entrent, sans être absorbées ni modifiées par nos organes, comme le sable, la partie fibrineuse des végétaux, etc. ; ou bien elles sont modifiées et transformées en notre propre substance, ce sont les aliments; enfin elles sont absorbées, mais réfractaires à l'assimilation, elles ne se transforment pas en nos tissus et y gardent leur manière d'être. Ce sont les poisons ou médicaments; car tout poison est un médicament, et la médecine, qui commence à s'en douter, ne le sait pas encore assez. Maintenant il y a des gradations et nuances comme dans tout ce que le Créateur a fait. Il y a des substances qui tiennent des deux, comme l'alcool, le café, la chaux, le sel, etc. Il ne faut donc jamais se laisser arrêter dans l'administration d'un médicament par la pensée qu'il est un poison. La posologie en est le correctif assuré. Comment le poison est-il remède? Voilà ce qu'on ignore encore trop aussi, et ce qu'il faut expliquer.

On ne peut en effet compter sur l'efficacité d'une substance qui sort comme elle est entrée sans modifier nos organes, ni sur celles qui se transforment en nos tissus sans pouvoir les modifier. Restent seulement celles qui, réfractaires à l'assimilation en tout ou en partie, manifestent dans nos tissus leur vertu propre. Voilà les agents modificateurs sur lesquels on peut raisonnablement compter pour guérir, et l'expérience a justifié cette induction. Il n'a pas été précisément créé des poisons, mais bien des remèdes, l'effet fâcheux provenant du mauvais emploi.

Toute substance toxique a été créée, entre autres utilités, pour combattre les maladies, suites de nos désordres prévus et guérissables. La substance toxique recherche le principe morbide qu'elle est destinée à combattre, comme le chien chasse de race. Mettez en rapport ces deux agents : ils se précipitent l'un sur l'autre, s'étreignent et se détruisent réciproquement. Si l'organisme n'est pas trop affaibli, il sort tout réconforté de cette lutte, puisque la maladie et le poison se sont épuisés l'un contre l'autre. Avant un accès pernicieux violent donnez 4 ou 5 grammes de quinine, dans une crise de tétanos 50 centigrammes d'opium, vous verrez le patient sortir de là frais et dispos. A forte ou petite dose, si vous faites prendre l'une de ces drogues et que son adversaire soit absent, comme il faut absolument qu'il agisse, il se jettera sur l'organisme pour le maltraiter, devenant alors un vrai poison; mais ce n'est pas de sa faute. Il agira aussi de même si le mal contre lequel on l'administre n'est pas de sa compétence; alors il n'en a cure; il le laisse de côté et le pauvre patient devient la victime de deux ennemis au lieu d'un. D'où l'on peut conclure à l'importance de préciser d'une manière bien nette les vertus thérapeutiques.

Reprenons l'arsenic à ce propos : une de ses propriétés est de combattre les fièvres intermittentes, mais lesquelles ?

on ne l'a pas défini. On s'est contenté de dire : nous avons aussi la quinine ; examinons lequel des deux agit le mieux, c'est-à-dire guérit le plus souvent. On s'en est tenu à celle-ci, et l'autre a été mis de plus en plus de côté. Mais que vont devenir les fébricitants, auxquels la quinine ne convient pas et qui auraient trouvé dans l'arsenic une ressource efficace ? Pourquoi ne pas faire la part de l'un et de l'autre avec précision ? La quinine est indiquée dans les cas pernicieux, dans les types quotidiens et tierces, pourvus des trois stades — frissons, chaleurs et sueurs ; — tandis que l'arsenic convient dans les types quartes et les absences de sueurs. Il y a d'autres indications ; mais il faut abréger. La quinine donnée là où l'arsenic est réclamé aggravera la situation. *Suum cuique*. Cependant ce déni de justice ne nuit guère à celui-ci, qui devient le favori de la mode et le mérite, il est vrai, à bien des titres—poison violent, puissant remède.

Passons à l'**aconit**. Ses indications précises sont les courbatures, suites de refroidissements, maladies aiguës au début et névralgies de la troisième paire : les unes et les autres conséquences de chauds et froids. Ses effets alors sont souverains (quand il a été préparé avec la plante fraîche) ; mais voilà qu'on l'administre indistinctement contre tous les états phlogistiques, sans s'inquiéter de ses vraies indications. Heureusement qu'à la manière dont on le prépare (avec la plante sèche) il n'a aucune vertu et ne peut nuire, mais, il va perdant de sa réputation et finira par tomber dans l'oubli comme il lui est déjà arrivé une fois. Ce sort est aussi le partage de l'**arnica**, il a son emploi dans les contusions, les suites de coups avec meurtrissures qu'il soulage merveilleusement (quand la teinture est préparée avec la racine) et fait disparaître promptement la diffusion sanguine. Voilà qu'on a voulu le mettre à toutes les sauces : fractures, entorses, brûlures, coupures, ulcères. Or, comme il ne fait rien de bon dans ces cas-là, on commence à le mépriser et à revenir à l'ancienne eau d'arquebuse. On dit : tel remède vaut mieux que tel autre. Oui, dans un cas précis et déterminé, mais non d'une manière générale. Pourquoi les médecins prescrivent-ils toujours la digitale dans toutes les maladies du cœur, quand elle convient seulement dans celles où les pulsations sont irrégulières ? les eaux de Vichy dans toutes les maladies du foie, quand elles sont toujours fâcheuses et souvent mortelles dans celles qui proviennent des gastrites? les eaux sulfureuses dans les phtisies *tuberculeuses*, dont elles hâtent la terminaison fatale ? l'iode et les iodures aux gens secs, nerveux et sanguins qui en sont fatigués? Et l'huile de foie de morue à tout enfant débile, quand elle ne convient qu'aux blonds, strumeux et lymphatiques? Du reste (indication précieuse et fort commode) plus elle est indiquée, mieux on l'appête, et sa saveur est insupportable à ceux qui n'en ont pas besoin. On commence maintenant à trouver des drogues préférables à cette huile, qui pourra bien tomber et que rien ne remplacera. Sur ce point, on protestera; on soutiendra que nous sommes plus que sévère, même très injuste, que depuis quelques temps on publie des études pharmaceutiques fort bien faites, analytiques, expérimentales, avec indications précises. Nous l'avouons. Les monographies de l'essence de santal, du chloral, du phosphure de zinc, de la créosote du hêtre, de la coca, de l'apiol, du salicylate de soude et du valérianate d'ammoniaque sont de vrais modèles du genre. Mais ces précieuses investigations ne portent guère que sur des remèdes nouveaux, tandis que toute la collection de nos vieux médicaments reste encore à débrouiller et se laisse prescrire en routine. Cependant, dira-t-on, l'aconitine, l'atropine, la digitaline, la vératrine, etc., fort bien étudiées, sont le principe actif d'anciens médicaments. Oui, mais ce ne sont pas ces médicaments eux-mêmes dans leur entier.

— Allons donc ! est-ce que l'ergot de seigle n'est pas un ancien remède, et n'a-t-on pas fait sur lui des études remarquables qui précisent nettement son emploi ?—Soit ! on va vers la spécialisation, mais elle reste dans une sphère plutôt théorique que pratique. Aucune chaire professorale ne s'en occupe, et dans les ordonnances signées qui vont du docteur à l'officine du pharmacien on ne s'en aperçoit pas encore assez.

Une difficulté toute particulière dans la détermination précise des symptômes qui réclament l'emploi des médicaments, c'est qu'ils produisent, la plupart, chez l'homme sain, des états morbides très semblables à ceux qu'ils dissipent chez le malade. Cela fait peur; on est arrêté par le motif même qui devrait déterminer à agir. Ainsi, l'illustre Trousseau, qui entra dans cette voie de la spécialisation, fut souvent déconcerté par ce phénomène et ne tint pas compte des observations que nous lui fîmes à ce sujet. Enumérant les effets physiologiques de la belladone, où l'on trouve le portrait de la scarlatine, il s'écrie : « Les journaux allemands fourmillent de faits « qui semblent confirmer la *singulière* « *idée* que la belladone guérit la scarlatine. Quelque imposantes que soient « ces autorités, nous ne pouvons que « rester dans le doute... » Et cependant il avait écrit ceci : « L'expérience a prouvé « qu'une multitude de maladies étaient « guéries par des agents thérapeutiques « qui semblent agir dans le même « sens que le mal auquel on les oppose. » (2ᵉ édition, volume II, page 73.)

Si Trousseau fut gêné par ce fait, on peut dire que la grande majorité des praticiens y trouvent un notable empêchement à l'administration exacte des remèdes. Et dernièrement, encore à notre époque actuelle, le docteur Guesneau de Mussy, essayant avec succès le phosphore contre la dénutrition des nerfs, déclare qu'on formulera certainement une objection contre l'emploi de cette drogue, qui chez l'homme sain désagrège et détruit la substance nerveuse.

Un autre obstacle est la variété de médicaments qu'on aligne sur une même ordonnance, et dont on ignore les relations réciproques. Ce n'est pas à dire qu'il faille répudier tout mélange. Il y a des médicaments qui se prêtent un secours mutuel et agréent d'être en compagnie, comme la quinine et l'opium, la belladone et le séné, le soufre et l'arsenic ; mais ces alliances sont à effectuer expérimentalement, tandis que dans la plupart des ordonnances les drogues sont alignées d'après les théories du médecin. Nous avons vu, pour un cas bien déterminé, dix ordonnances toutes différentes signées des plus illustres praticiens de Paris, Lyon et Genève. *Tot capita, tot sensus.*

Enfin pour discerner bien les indications des remèdes, il faut du temps et de la réflexion. En thèse générale, un praticien très occupé qui n'a pas de loisirs, ce qu'on appelle un **grand médecin** est malgré lui un médecin dangereux, il doit se défier de lui-même et restreindre sa clientèle.

On s'occupe assez des états morbides, cérébraux et spinaux. On s'attache même à ces études ardues, malgré le peu de résultat pratique qu'on en retire. Mais on néglige le troisième système nerveux : celui du **grand sympathique**. A elles seules, les maladies de ce système nerveux sont plus nombreuses que celles des deux autres réunies, inappréciées, mal connues et mal traitées. On ne sait pas assez que le grand sympathique avec ses ganglions, renflements, filets et plexus, est le siège de la sensibilité affective, comme le cerveau celui de l'intelligence. Cette sensibilité, avec ses innombrables variétés et nuances : le sentiment, le cœur, les affections, les passions, tout cela a son siège dans le grand sympathique, part de son centre le ganglion sémilunaire fixé au creux de l'estomac, et va s'irradiant dans tout notre être. C'est lui qui fait rire, sourire et pleurer, regarder avec intérêt, écouter avec attention, qui pâlit et rosit les joues instinctivement, qui fait soupirer, frissonner et fait palpiter le cœur. Le baccalauréat insensé ; le tas de notions qu'on cherche à coigner dans la tête des jeunes gens, les préoccupations des affaires, etc., peuvent bien débiliter le cerveau. Mais c'est peu de chose en comparaison des émotions si vives, si nombreuses, qui viennent à chaque instant assaillir le grand sympathique, l'ébranler, le meurtrir et finir par le rendre tout à fait malade.

Eh bien, la nature et le siège de ces états morbides sont généralement méconnus. Que de fois n'avons-nous pas vu des toux venant de l'estomac, prises pour des toux de poitrinaire ; des palpitations nerveuses, pour des maladies de cœur ; des névroses avec sympathie sur le cerveau, pour des aliénations mentales; des diarrhées, vomissements, rétentions d'urines, pour des symptômes d'entérite, gastrite et cystite ! Dira-t-on qu'il ne faut pas mettre ces diagnostics erronés au compte de la médecine, mais à celui des individualités médicales ? Cependant ces erreurs sont si fréquentes qu'elles dénotent une des lacunes de l'art de guérir, un côté faible de cet art qui réclame des études nouvelles et plus approfondies.

Le grand sympathique peut produire

des aberrations mentales, qu'il ne faut pas confondre avec l'aliénation mentale, provenant de lésion du cerveau, comme on le fait trop souvent, leur traitement n'étant pas le même, ni le pronostic.

L'an passé on nous amena une personne atteinte d'une manie, aliénation, aberration (on lui donnera le nom qu'on voudra puisque cette maladie inappréciée, méconnue, est inconnue) atteinte d'une aberration du grand sympathique : œil dolent, traits abattus, tremblement des lèvres, plaintes sur l'entourage, découragement absolu, perte de la volonté, impossibilité d'avaler ou de vouloir avaler les aliments. Du reste, intelligence très nette. Cette impossibilité de déglutir menaçant d'une mort prochaine, nous engageâmes les parents à colloquer immédiatement la patiente dans une maison de santé, où on la nourrirait de force au moyen de la sonde œsophagienne, recommandant de ne pas avoir égard au certificat du médecin libellant *aliénation mentale* et de la retirer de l'établissement aussitôt la déglutition rétablie. Ainsi fut fait et la guérison complète ne se fit pas attendre. Ces états qui ne sont ni l'hystérie ni la folie ont dû faire conduire dans les maisons de fous bien des gens de tête saine, et devraient engager à modifier le plus tôt possible la loi de 1838 qui n'offre vraiment pas de garanties suffisantes.

Généralement ces maladies sont accompagnées de tristesse, de crainte de la mort et de découragement pouvant porter au suicide. Tandis que les gens atteints au-dessus du diaphragme restent gais, en train, mourant de bonne heure sans avoir perdu l'espérance, ceux qui sont pris en-dessous, restent moroses, voient toujours la mort à leurs trousses, et vivent longtemps. En 1838, étant étudiant à Paris, nous y fîmes la connaissance d'un docteur J..., médecin de l'Hôtel-

Dieu. Il avait le teint jaune, souffrait d'anorexie, d'angoisse précordiale, et se plaignait constamment. Quand nous le revîmes : « Cher ami, nous dit-il, nous « ne nous reverrons pas longtemps, je « suis gravement atteint ». Or vingt-huit ans après il fit un voyage de cinquante lieues pour accepter une invitation à dîner, mais il ne put aller au delà du potage. « Cher ami, adieu, je pars; je « crains, en restant jusqu'au dessert, de « mourir chez vous. » Et il vécut plusieurs années encore. — Mais il était fou à lier, votre ami ? — Pas du tout : il avait la tête saine et ses clients lui étaient très attachés. — Nous connaissons cela, c'était un hypocondriaque de la plus belle eau. — Evidemment, mais lui, professeur, ne l'a pas connu, et il y a quantité de gens de cette espèce qu'on traite pour lésions organiques, squirrhe, cancers latents, etc., quand on ne les prend pas pour des malades imaginaires. Réconforter ces affligés, entrer dans leurs peines, tout en les persuadant de l'absence de danger, leur faire prendre, suivant les cas, jusquiame ou fève Saint-Ignace, et l'on arrivera à les soulager. Depuis quelque temps les peines de cœur, unies aux fatigues physiques, déterminent des toux gastriques avec vertiges et bruits d'oreilles (maladie de Meynière), état morbide qui cède au repos du corps combiné avec le contentement de l'âme. On peut toujours prescrire le premier.

La **fièvre typhoïde** abdominale est certainement une des maladies les plus répandues, les plus graves et qui inspire le plus de terreur. Cependant, si l'on savait la traiter, il serait vrai de dire qu'elle est presque sans danger, et même très salutaire chez un grand nombre de sujets, qui se portent mieux après qu'avant.

La fièvre typhoïde est presque toujours abdominale, au moins neuf fois sur dix.

C'est une petite vérole intérieure, caractérisée par un gonflement papuleux des glandes de Peyer, suivi d'ulcération. Il s'agit de laisser cette éruption suivre son cours normal, et c'est ce qu'on ne fait pas. Cette maladie, qu'on peut guérir au moins quatre-vingt-dix-huit fois sur cent, est très facile à diagnostiquer ; encore plus facile à traiter. On commence par perdre quelques gouttes de sang par le nez, puis on devient las, tranquille, et on se met au lit. Langue blanchâtre, anorexie, pouls lent ou d'une fréquence normale, chaleur augmentée. Au bout de quelques jours, sur les côtés du cou petites goutelettes comme de rosée que le toucher n'efface pas ; plus tard sur le torse taches brunes, rondes, saillantes, pression douloureuse à la fosse iliaque droite, un léger nuage à la partie supérieure des urines, constipation le plus souvent, tranquillité d'esprit, indifférence allant quelquefois jusqu'à la prostration, parfois subdelirium, rarement délire aigu. Voilà le typhoïque; c'est facile à reconnaître dès le début. Parlons maintenant du traitement. On commence par mettre le sujet à la diète absolue. Nous disons à la *diète absolue*, pas un bouillon, pas une infusion, de l'eau claire pour tout potage *ad libitum*. Règle générale, qui ne s'applique pas seulement à la fièvre typhoïde, les malades doivent boire à leur soif. Quand la chaleur dépasse 39°, on applique des compresses d'eau froide, souvent renouvelées sur le front, l'épigastre et les poignets, une escharre à la cuisse, quelques prises d'arsenic, et quand sur la fin survient diarrhée, délire, engorgement de lobes inférieurs du poumon, on fait prendre de la jusquiame. Enfin on cicatrise les écorchures du sacrum avec un mélange de glycérine et de tannin. On n'a jamais à redouter l'action fâcheuse des vents coulis, et à toutes les époques de cette fièvre les changements d'air sont favorables. Au bout de 28, 35, ou 42 jours, le malade entre en convalescence. Ce traitement facile rencontre cependant pratiquement de grandes difficultés. C'est cette diète absolue qu'on ne veut pas admettre. On a contre soi le typhoïque, qui s'ennuie de ne rien prendre, les parents, l'entourage, la garde, qui vous accusent de laisser le malade périr de faim cruellement. La situation n'est pas commode au début de la carrière; mais peu à peu, voyant qu'on réussit toujours, on finit par prendre en soi-même une confiance entière qu'on fait partager aux autres. Mais si l'on cède par faiblesse, ou si l'on n'est pas obéi, la maladie rentre dans la catégorie de celles qui sont traitées par les méthodes ordinaires et en offrent toute la gravité. Le hasard et puis l'expérience nous ont conduit à cette diète. Cependant on peut en donner la raison physiologique. La membrane muqueuse de l'intestin est douée de la propriété d'empêcher la putréfaction des matières alimentaires. Là ou l'ulcération intestinale détruit cette membrane, il n'y a plus obstacle à l'altération putride et les molécules alimentaires qui s'y fixent la subissent, d'où l'aggravation générale de la fièvre typhoïde, qu'on appelait autrefois fièvre putride. Avec la diète absolue cette complication fâcheuse ne peut se produire, et la cicatrisation des ulcères s'effectue sans obstacle. Ce qu'il y a de très singulier en tout cela, c'est que l'organisme s'accommode fort bien de ce manque absolu d'aliments, même pendant quarante jours et plus. Il y a là un consensus remarquable des fonctions sous l'action du principe vital conservateur. Le corps ne demande rien de nourrissant aussi longtemps que la fabrique (le système digestif) ne peut fournir. Il prend patience. Mais aussi, du moment que les intestins peuvent fonctionner, une faim impérieuse se fait sentir, menaçant d'une mort prompte si on ne la satisfait pas *illico* et largement. Ce moment serait très critique si les urines n'offraient une indication sûre. Quelques jours avant ce moment, le nuage en suspension disparaît, pour faire place à un dépôt muqueux jaunâtre, surmonté d'une couche sablonneuse blanche ou rose. Quand ce dépôt diminue notablement d'épaisseur et à plus forte raison quand il disparaît, il faut donner, peu d'heures après, non des bouillons et de légers potages, mais de bonnes tranches de viandes rôties agrémentées de pommes de terre et autres mets substantiels.

Certainement qu'on ne perd pas tous les malades auxquels dans le cours de la fièvre on a fait prendre quelques légers aliments, mais on remarque tout de suite que les forces baissent et que tous les symptômes s'aggravent. Alors le dépôt des urines monte à la surface ou vers le milieu sous forme de nuage flottant, fâcheux symptôme. Si l'on n'insiste pas sur la nourriture, cette aggravation cesse aussi; sinon le malade trépasse ou reste toute sa vie sujet à quelque misère datant de là.

Que pensez-vous, nous dira-t-on, de la méthode par les *bains froids*? — Nous pensons que c'est une méthode barbare et dangereuse, que les compresses d'eau froide renouvelées remplacent avantageusement.

En 1873, on en causait avec un nommé Muller, bavarois de naissance, réfugié en France, qui avait été infirmier dans l'armée prussienne lors de la dernière guerre, bonne mine d'allemand, brave homme s'il en fût, narquois un peu.

— M. Muller, vous avez dû voir traiter des fièvres typhoïdes par l'eau froide? — Foui Mosier. — Cela réussissait-il? — Foui Mosier. Ils quérissaient dousses, douchours, douchours. — Comment, ils guérissaient tous ! c'est bien remarquable. On ne perdait jamais de malades ? — oh ! zi Mosier ; ils mouraient dousses. — Comment et vous venez de dire qu'ils guérissaient tous ! — Foui, ils quérissaient dousses té la viéfre dyphoïde, mais ils mouraient dousses té la vluxion de bouadrine. — Ah, c'est différent ! — Mais il vaut tire qu'il n'y afait bas dous les soins. Combrenez... tans les ampulances... — En effet chez les particuliers on peut administrer les bains froids avec tous les soins voulus, ce qui n'empêche pas qu'ils produisent des accidents très graves, et qu'en somme la mortalité dans la fièvre typhoïde n'en est guère diminuée.

Entre autres faits, en voici un qui nous est personnel : Un paysan, notre voisin à la campagne, avait quatre enfants. L'un prit la fièvre typhoïde. On le traita par les bains froids. En passant devant chez lui pour prendre le chemin de fer, je lui disais : Père B., voulez-vous que je soigne votre fils? — Mon fils prend des bains froids ; on dit que ça réussit. — Au bout de quinze jours on enterrait le pauvre garçon. Du second vint le tour. En passant — Père B., Voulez-vous que je soigne votre garçon. (Traité de même.) — Oh non, Monsieur, il est trop malade. — Au bout de peu de jours, il allait rejoindre son frère. Le troisième est pris. En passant : — Père B., voulez-vous que je me charge de celui-là ? — Ah ! bien volontiers. — C'est maintenant un gars frais et joufflu, qui travaille fort. Enfin, le quatrième fut atteint, (une fille). Il y eut délire, selles sanguinolentes, escharres profondes, quarante jours de diète. — C'est maintenant une grosse matrone, mère de famille. Notez que les deux premiers plongés dans les bains froids sont morts cuits, brûlés, desséchés. Depuis lors, chaque année le père B. nous apporte un tribut bénévole de choux-fleurs magnifiques aussi larges que le visage joufflu des deux survivants.

Nous ne savons si l'auscultation est bien pratiquée et si elle progresse; mais il est certain qu'on nous amène souvent des personnes atteintes de **toux gastrique**, qui sont médicamentées comme poitrinaires. Il faut bien se représenter que le nerf pneumo-gastrique part du centre nerveux en un seul cordon, pour se diviser vers la poitrine en deux branches, dont l'une anime le poumon et l'autre va vivifier l'estomac. Quand celui-ci est en souffrance, il communique ce malaise par action réflexe à la branche pneumone, qui lui témoigne ses sympathies à sa manière, en toussant. Le poumon n'est pas malade, mais il fait semblant de l'être pour compatir à l'estomac. Dernièrement, on nous amena un jeune homme fort distingué qu'on désirait faire entrer dans un établissement. On y tenait beaucoup, mais il y avait cette terrible phtisie dont il était atteint. Nous l'auscultons et le trouvons en possession d'une bonne poitrine, comme vous et moi, si la vôtre est bonne. La mienne est excellente. Nous lui recommandons de cesser créosote, huile de foie de morue et le reste, de prendre matin et soir six gouttes teinture noix vomique, et quand l'appétit sera revenu, bien boire, manger et promener. Aujourd'hui, ce jeune homme occupe la place désirée et ne pense plus à la phtisie. Quand on est pâle et toussotant, on nous case trop facilement parmi les poitrinaires. S'il y a, en même temps, pommettes rouges chez les jeunes filles mal réglées, c'est plus sérieux. Quoi qu'il en soit, il faut bien examiner la chose et se défier du pneumo-gastrique.

Cette toux gastrique est aussi un effet

des fatigues de corps et peines d'esprit trop prolongées chez les femmes. Nous l'avons toujours vue disparaître quand cessaient les chagrins et l'exercice forcé.

Il y a aussi la toux gastrique et anémique provenant du manque de nourriture. Ici, ce n'est pas le pneumo-gastrique qui fait des siennes. Mais le gastrique et le phrénique, nerfs qui donnent l'appétit et font l'office de la cloche dans les maisons de campagne, appelant les gens au dîner ; avec la différence que si la cloche ne tinte pas, on finit néanmoins par se mettre à table, tandis que lorsque les producteurs de l'appétit ne fonctionnent pas, il arrive souvent que le sujet ne veut rien prendre. La faim s'y trouve, l'appétit manque. Joignez à cette déficiance les manies hystériques de l'anémique, vous vous trouverez en présence d'un état morbide très grave, et qui devient assez fréquent de nos jours. On voit à présent des personnes, surtout de jeunes filles brunes et nerveuses (car les blondes, comme nous l'avons indiqué, sont presque toutes préservées au moyen des ferrugineux) qui mangent de moins en moins, ne veulent écouter aucune remontrance et s'en vont dépérissant jusqu'à la phtisie ulcéreuse qui les emporte, si l'on ne parvient par un mélange de fermeté, de douceur persuasive et d'attention constante à les faire manger suffisamment. Le vertige gastrique accompagnant la toux de même genre est moins inconnu que celle-ci. Trousseau en a parlé, et plusieurs autres médecins après lui ; mais il est encore généralement méconnu. On doit le traiter par le repos du corps et de l'esprit, la bonne nourriture et de petites doses de liqueur aux repas.

Au commencement du siècle, tout médecin qui se respectait refusait d'admettre les vers intestinaux comme cause de troubles morbides. On laissait aux commères le soin de *donner pour les vers*. Maintenant on est revenu de cette négligence ; mais pas encore assez. Un célèbre praticien de notre ville, médecin patenté des enfants, traitait depuis trois semaines un petit garçon qui maigrissait à vue d'œil et ne pouvait plus se tenir sur ses jambes, du reste tranquille, sans fièvre, ne voulant rien prendre et ne rendant rien. Quand nous le vîmes, il n'avait plus littéralement que la peau sur les os ; avec cela fort paisible, un bon regard, mais une petite toux sèche et les pupilles extrêmement dilatées. Sous l'influence de calomel et de santonine l'appétit, les forces et l'embonpoint revinrent promptement, à la stupéfaction du professeur. Très souvent on nous amène des enfants, quelquefois de grandes personnes, traités sans succès pour de prétendus états nerveux, qui cèdent promptement à des contrevers. La maladie vermineuse est un prothée qui revêt toute espèce de formes. Quand il y a pâleur, petite toux sèche et chatouillante, ou prurit au bout du nez avec dilatation des pupilles, il ne faut pas hésiter à prescrire un traitement vermifuge.

Il n'est question que de **microbes**. Ces petites bêtes nous envahissent-elles à la façon des vers intestinaux ? Sont-elles produites par la maladie ou en sont-elles la cause ? questions fort intéressantes. Dans tous les cas, il conviendra peut-être de ne pas s'imaginer voir partout des microbes et leur attribuer une importance trop grande.

Les **dents** ! cet intéressant appareil est trop négligé par le médecin, en France au moins. Quand on a raclé, plombé, extirpé, il semble que tout soit dit. Nous avouons à ce sujet partager l'insuffisance de nos confrères, mais, nous ne la supportons peut-être pas aussi patiemment. Encore, sur ce point nous avons eu la chance d'entrer en relation avec un vrai médecin dentiste. Ce docteur de l'école américaine n'arrachait pas les dents, mais ils les guérissait. Il nous a délivré nous-mêmes, les personnes de notre entourage, et quantité de gens, à notre connaissance, de ces douleurs si désagréables, qui sont une des peines de la vie. Cet habile homme alors proposa à qui de droit de faire un cours de médecine dentaire, même gratuitement, afin de combler cette lacune regrettable de l'art de guérir ; mais il fut éconduit poliment et rendu à ses compatriotes, les facultés des médecine estimant avoir des questions plus importantes à traiter. De fait, les maux de dents, ce n'est pas grave, on peut vivre avec ; on n'en meurt pas ; mais on en est tribulé sa vie durant. Nous réclamons une chaire de thérapeutique odontalgique.

Disons maintenant un mot de la vaccine. Le vaccin que Jenner a été chercher dans les boutons pustuleux du pis de la vache, et qu'on pourrait aussi retirer du cheval atteint des *eaux aux jambes*, on ne le prend plus depuis longtemps qu'aux boutons des individus vaccinés, et l'on s'est arrangé, en France au moins, de manière à ne plus aller puiser à la source. Il en résulte que le vaccin, transmis de bras à bras, finit par perdre sa vertu préservatrice ; et l'on a même constaté jadis à Londres des épidémies de petite vérole atteignant de préférence les vaccinés. Si cette humeur n'avait que perdu de sa vertu préservatrice, ce serait un demi-mal. Le malheur, c'est qu'en perdant de cette vertu, elle acquiert la fâcheuse propriété de transmettre les virus dartreux, syphilitiques et autres, dont est atteint le porteur de vaccin. Nous connaissons des familles aux nombreux enfants, dont tous les vaccinés sont maladifs et les autres vigoureux.

Trois jeunes femmes, de maisons différentes, de brillante santé, dont les ascendants avaient célébré leurs noces d'or, se firent revacciner le même jour. Peu de temps après, deux de ces jeunes femmes moururent de dépôts purulents, et la troisième garde le lit depuis lors. La manière dont on emploie le vaccin serait celle d'un rinceur de vaisselle qui, versant l'eau propre dans la première écuelle seulement, viderait le contenu de celle-ci dans la seconde, de cette seconde dans la suivante, et ainsi de suite dans toute la série des écuelles. On voit d'ici l'affreux mélange avec lequel on prétendrait rincer les dernières. Pourquoi ne pas revenir plus souvent à la fontaine ou à la provision d'eau claire? Au lieu de continuer à vacciner de bras à bras, pourquoi ne pas reprendre le vaccin à la source ? Il ne faudrait pas la dizième partie des sommes qu'on distribue aux médecins vaccinateurs pour constituer une prime à l'adresse des fermiers, grangers et bergers de France et de Navarre qui signaleraient l'éruption vaccinale dès son apparition. Cette éruption est probablement assez rare ; mais ce n'est pas cependant un merle blanc, et puis un petit nombre d'entr'elles suffirait à régénérer tout le vaccin du pays ; car on pourrait le transmettre deux ou trois fois de bras à bras sans être trop malpropre. Avec le vieux vaccin, de plus en plus compénétré d'humeurs morbides, on risque d'insinuer dans chaque individu un germe d'altération du sang et de soumettre la population entière à l'égalité devant la dartre. Aussi bien a-t-on l'instinct de ce danger. « Docteur avez-vous du bon vaccin ? » demandent les mamans. Il y a bien dans une de nos grandes villes un petit troupeau auquel on inocule le vaccin et chez lequel on se fournit. Est-ce un progrès ? peut-être, peut-être pas. Le vieux et vicié vaccin qu'on insère dans ces bêtes en revient-il rajeuni et purifié? Rien ne le prouve. Certainement la médecine actuelle poursuit un but louable en poussant à la vaccination et revaccination sur toute la ligne; mais elle a tort de ne pas revenir à la vache vaccigène.

Un autre tort de l'Ecole c'est de vouloir être scientifique. Depuis longtemps en Allemagne il n'est question que de *Wissenschaftlich*, le *Wissenschaftlich* a traversé le Rhin pour devenir chez nous le *scientifique*. S'il y a du *wisse* dans l'un, il y a bien de la *scie* dans l'autre. Et c'est vraiment une scie ce *scientifique*. La science a dit ceci, la science a dit cela. On dirait Minerve, casque en tête, rendant des oracles, sauf qu'il n'y a ni Minerve, ni casque, ni oracle, mais de pauvres mortels se tirant comme ils peuvent des mystères qui les environnent. La science c'est ce que l'on connaît et ce que l'on croit connaître. Combien cette définition vraie devrait rendre modestes les savants !

La prétention au scientifique a de graves inconvénients pour la pratique médicale. Elle fait fausser route à l'observation en la rendant vaine et futile, parvenant même à l'annuler souvent. Que de variétés de bruits morbides dans le cœur ! que d'espèces de tissus anormaux ! qui voudrait énumérer les symptômes des lésions localisées dans les centres nerveux et les théories y afférentes ! On s'y perd, et comme l'esprit humain ne peut abonder à tout, *ars longa, vita brevis,* on use son intelligence et son temps à des études peu pratiques. Quand on connaîtra bien les indications d'emploi des nombreux remèdes que nous possédons et saura les appliquer d'une manière précise, oh! alors qu'on s'adonne à des études de luxe; rien de mieux. On a découvert au microscope une altération hystologique très remarquable — c'est une perle! Le coq dit : — J'aimerais mieux un grain de mil, et il a raison.

Cet engouement du scientifique non-seulement fait fausser route à l'observation, elle va même jusqu'à l'annuler. Voyez ce fatras de théories qui remplit nos bibliothèques; que n'a-t-on pas écrit sur le vitalisme, l'organicisme, les Ecoles de Paris et de Montpellier. Que reste-t-il de tout cela? rien. Les auteurs de ces belles choses se croyaient très savants et l'on vend au kilo leurs livres. Et Darwin! En voilà un savant! Les neuf dixièmes de nos journaux de médecine font son éloge, et cependant il a édité une élucubration qui ne repose sur aucun fait positif et contredit même tout ce que l'on sait. L'engin scientifique vise, hélas!

souvent à renverser Celui qui est *la voie, la vérité, la vie*, Celui qui est venu nous apporter la paix et la santé.

Ici nous avons à signaler en terminant la défectuosité la plus fâcheuse de la médecine : c'est qu'**elle n'est pas assez chrétienne**. Nous ne parlons pas des individualités. Bon nombre de praticiens aujourd'hui reconnaissent le souverain empire du Fils de Dieu fait homme sur toutes choses, sur toute doctrine, et s'y conforment dans leurs actes ; mais nous visons les sociétés, facultés, écoles de médecine. Dans ces centres scientifiques la raison, détournée de sa source, divague trop souvent et les erreurs funestes sorties de là se répandent par mille canaux, sous de multiples formes jusqu'aux derniers hameaux, pour y produire plus de misères physiques que la thérapeutique la mieux faite n'en pourrait soulager.

La terre, la matière, a été donnée à

l'homme comme son domaine propre; il la tourne et retourne à sa fantaisie. Les applications des arts sont innombrables, et quand il s'arrête pour contempler toutes les belles choses qu'il a créées, il peut s'en applaudir. Mais quand il arrive à traiter de la vie, de ce *quid divinum* d'Hippocrate, alors il faut qu'il se recueille, qu'il hésite, qu'il y aille avec ménagements et modeste réserve, parce que l'objet est d'un ordre supérieur. Il ne peut se rendre compte de sa nature et la définition la plus exacte que la science médicale en a pu donner est encore celle d'un illustre physiologiste : « La vie, c'est l'ensemble des forces qui résistent à la mort. » Calino n'aurait pas trouvé mieux. Mais quand il s'agit de l'âme, de cette reine et maîtresse du logis, unie à la divinité par la raison impersonnelle et la grâce, oh ! alors il faut mettre chapeau bas, s'incliner humblement et demander avec révérence à cette grande dame ce qu'elle veut, ce qu'elle désire, ce qui lui convient. Fait-on cela dans les écoles? mais on ne s'en inquiète pas plus que si elle n'existait pas. On va même jusqu'à nier son existence L'âme! mais c'est la nature, l'ensemble des forces vitales; c'est la réunion des aggrégats des vertus propres à chaque tissu; c'est la cellule primitive arrivée à son complet développement et à sa toute-puissance; c'est.... un tas de billevesées élaborées pour remplacer un esprit immortel, qui, merveilleusement uni à notre corps, le gouverne, contribue à rendre ses actions méritoires et constitue avec lui notre personnalité. On comprend que cette erreur fondamentale soit fertile en conséquences fâcheuses; car enfin, si la médecine est utile pour réparer les incartades de cette maîtresse du logis, quels ne seraient pas les heureux effets des bons conseils qu'elle pourrait lui donner?

Sans doute il ne nous appartient pas de nous occuper d'une manière spéciale, directe et indépendante de l'âme humaine. Notre mission est plus modeste. Mais le corps ne doit pas être non plus l'objet exclusif de nos soins, et nous sommes quelque chose de mieux que de simples vétérinaires.

Il est évident que l'âme fonctionnant bien dans la paix, l'ordre et la charité, aurait bientôt fait disparaître de dessus la terre les trois quarts des peines de cœur, des inquiétudes d'esprit, toutes les suites des excès gourmets, de l'ivrognerie et toute la syphilis par-dessus le marché. En présence d'un si grand bénéfice, à quoi se réduiraient les résultats utiles d'une médecine même bien faite ? Il y a là un point, que disons-nous, un point! un vaste sujet à examiner, si l'on veut être en bonne santé, libre de corps et d'esprit, vigoureux, content, dispos, si l'on tient à vivre longtemps et à jouir ici-bas de tous les vrais biens que Dieu nous a octroyés.

La perfection n'est pas de ce monde; mais les imperfections de la médecine sont trop accentuées; aussi poussent-elles la masse des déçus et des maltraités vers des systèmes fantasques, tel le système **Mathéi** qui est un pur néant, en apparence efficace par son inanité même et son innocuité, réédition des doses infinitésimales de **l'homœopathie** dont nous avons pu depuis longtemps constater l'insuffisance.

Nous terminons ces observations par le souhait sincère que nos confrères ne les prenant pas pour des critiques malveillantes, mais pour des indications très utiles, s'empressent de rechercher ce qu'elles ont de bien fondé; que, l'ayant trouvé, ils modifient leur pratique en conséquence et que l'art de guérir acquière toute la perfection dont il est susceptible.

Dr A. R.

PARIS. — IMPRIMERIE F. LEVÉ, RUE CASSETTE, 17.

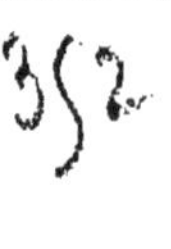

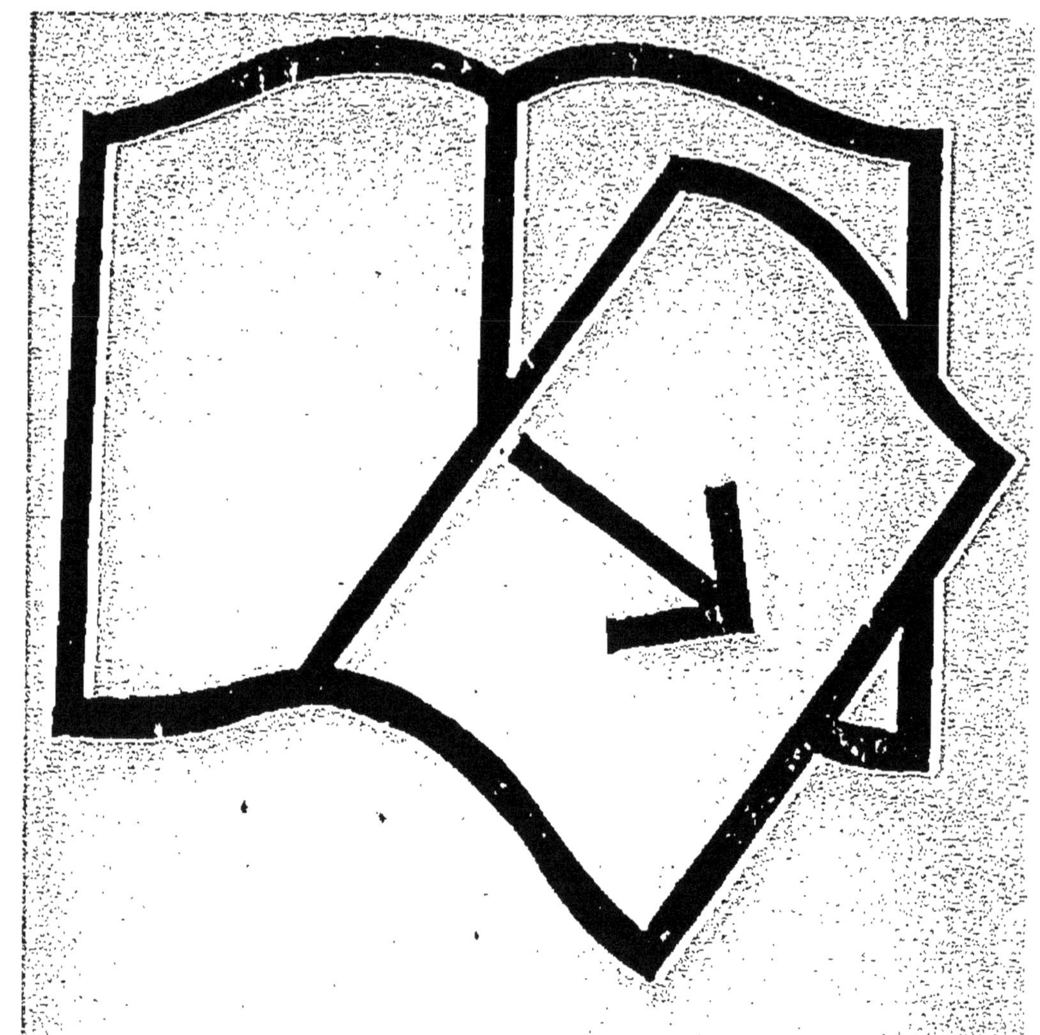

www.ingramcontent.com/pod-product-compliance
Ingram Content Group UK Ltd.
Pitfield, Milton Keynes, MK11 3LW, UK
UKHW020205200726
13856UKWH00003B/1220